Sallads Fest
En Skattkista av Färska Smaker

Emma Larsson

Innehåll

Krämig krispig sallad 9
Bistro baconsallad 11
Tonfisksallad i curry 13
Tranbärsspenatsallad 15
Bermuda spenatsallad 17
Spenat och svampsallad 19
Visslad spenatsallad 21
Varm sallad på brysselkål, bacon och spenat 23
Broccolisallad 25
Skörd sallad 27
Grön vintersallad 29
Tomatmozzarellasallad 31
BLT sallad 33
En vacker sallad 35
Mandel och mandarin sallad 37
Tonfisk och mandarin sallad 39
Makaroner och tonfisksallad 41
Asiatisk sallad 43
Asiatisk kycklingpastasallad 45
Cobb sallad 47
Recept på ruccola och bacon majssallad 49
Svart ärtsallad recept 51
Recept på ruccolasallad med rödbetor och getost 53
Recept på asiatisk coleslaw 55

Recept på asiatisk nudelsallad 57

Recept på sparris och kronärtskockssallad 59

Recept på sparrissallad med räkor 61

Recept på blåbärs- och persikafruktsallad med timjan 63

Broccolisallad recept 65

Broccolisallad med tranbärsapelsindressing recept 67

Avokadosallad med Heirloom Tomater 69

Recept på kardemumma och citrusfruktsallad 71

Recept på kapris och majssallad 73

Rotselleri sallad 75

Fetasallad av körsbärstomater och gurka 77

Gurksallad med mynta och feta recept 79

Recept på körsbärstomatorzosallad 81

Gurksallad med vindruvor och mandel recept 83

Recept på quinoa och myntasallad 85

Recept på couscous med pistagenötter och aprikoser 87

Recept för kålsallad 89

Recept på kall ärtsallad 91

Recept på gurk- och yoghurtsallad 93

Pappas recept på grekisk sallad 95

Pappas recept på potatissallad 97

Recept på endivesallad med valnötter, päron och gorgonzola 99

Fänkålssallad med mintvinägrett recept 101

Recept på fänkåls-, radicchio- och endivsallad 103

Ett recept på en festlig rödbets- och citrussallad med grönkål och pistagenötter 105

Guldbetor och granatäpple sallad recept 107

Läcker majs och svarta bönor sallad 109

Krispig broccolidessert 111

Sallad i bistrostil 113

Kyckling satay hälsosammare hälsosam sallad Sammies 115

Cleopatras kycklingsallad 117

Thai-vietnamesisk sallad 119

Jul Cobb sallad 121

Grön potatissallad 124

Rostad majssallad 127

Kål och druvsallad 129

Citrussallad 131

Frukt och salladssallad 133

Äpple och salladssallad 135

Bön- och pepparsallad 137

Morots- och dadelsallad 139

Krämig pepparsalladsdressing 140

Hawaiiansk sallad 142

Rostad majssallad 144

Kål och druvsallad 146

Citrussallad 148

Frukt och salladssallad 150

Curry kycklingsallad 152

Jordgubbsspenatsallad 154

Söt restaurangsallad 156

Klassisk makaronsallad 158

Roquefort päronsallad 160

Barbie tonfisk sallad 162

Holiday kycklingsallad ... 164

Mexikansk bönsallad ... 166

Pastasallad med bacon ... 168

Röd potatissallad ... 170

Svarta bönor och couscoussallad ... 172

Grekisk kycklingsallad ... 174

Fantastisk kycklingsallad ... 176

Frukt curry kyckling sallad ... 178

En underbar kycklingcurrysallad ... 180

Kryddig morotssallad ... 182

Asiatisk äppelsallad ... 184

Zucchini och orzosallad ... 186

Vattenkrasse fruktsallad ... 188

caesarsallad ... 190

Kyckling mango sallad ... 192

Apelsinsallad med mozzarella ... 194

Tre bönor sallad ... 196

Miso tofu sallad ... 198

Japansk rädisasallad ... 200

Southwest Cobb ... 202

Pasta Caprese ... 204

Rökt öringsallad ... 206

Äggsallad med bönor ... 208

Ambrosia sallad ... 209

Klyftad sallad ... 211

Spansk pimiento sallad ... 213

Mimosasallad ... 215

Klassisk Waldorf 217

Krämig krispig sallad

Ingredienser

En kopp majonnäs

2 skedar. äppelcidervinäger

1 tsk spiskummin

1 huvud skivad kål

2 vårlökar, hackade

2 gröna äpplen, skurna i skivor

1 kopp bacon

Salta och peppra, efter smak

metod

Majonnäs ska blandas med kummin och äppelcidervinäger. När det är väl blandat, blanda blandningen med finhackad kål, vårlök, gröna äpplen och kokt bacon. Blanda nu ingredienserna väl, krydda sedan efter smak, tillsätt eventuellt salt och peppar efter smak och låt sedan stå en stund innan servering.

Att tycka om!!

Bistro baconsallad

Ingredienser

1 kopp bacon

2 skedar. äppelcidervinäger

1 tsk dijonsenap

Olivolja

1 gäng mesclun önskemål

Salta och peppra, efter smak

1 ägg, pocherat

metod

Baconet steks först och sedan hackas det stekta baconet. Blanda nu cider, dijonsenap, olivolja, salt och peppar i en skål. Efter att ha blandat alla dessa ingredienser ordentligt, blanda denna blandning med mesclun greenerna. Toppa sedan salladen med hackat bacon och pocherade ägg.

Att tycka om!!

Tonfisksallad i curry

Ingredienser

1 tsk currypulver

Vegetabilisk olja

½ kopp majonnäs

Limejuice

Burk tonfisk

Skär 2 rödlökar i skivor

1 knippe koriander

10-12 gyllene russin

Salta och peppra, efter smak

metod

Rosta currypulvret i vegetabilisk olja och låt det sedan svalna. Lägg nu majonnäs, limejuice, salt och peppar i en skål och blanda dem väl. Ta nu det stekta pulvret och denna blandning och blanda det med konserverad tonfisk, koriander, rödlök och russin. Blanda dem väl och servera sedan en läcker, intressant sallad.

Att tycka om!!

Tranbärsspenatsallad

Ingredienser

½ kopp smör

Mindre än en kopp mandel, blancherad

Ett halvt kilo spenat, skuren i bitar

En kopp torkade tranbär

1 tsk sesamfrön, rostade

1 tsk vallmofrön

1/2 kopp vitt socker

1 lök, finhackad

1 tsk paprika

Ca 1/2 kopp vitvinsvinäger

äppelcidervinäger

1/2 kopp vegetabilisk olja

metod

Ta en kastrull och smält smöret i oljan på låg värme, blanda sedan i mandeln och rosta. Och när den är rostad, låt den svalna lite. Ta nu en annan medelstor skål, blanda sesamfrön, vallmofrön, socker, lök, med vitvinsvinäger, äppelcider och olja. Blanda sedan blandningen med spenaten och lägg till sist i en skål med stekt mandel och torkade tranbär. Sedan är salladen klar att serveras.

Att tycka om!!

Bermuda spenatsallad

Ingredienser

5-6 ägg

1/2 kilo bacon

Cirka två kilo spenat, finhackad

3 krutonger

1 kopp svamp

1 lök

En kopp vitt socker

Vegetabilisk olja

1 tsk svartpeppar, mald

Selleri frön

1 tsk dijonsenap

metod

Lägg äggen i en kastrull och täck pannan helt med kallt vatten, låt sedan vattnet koka upp, låt sedan ägget lägga sig i vattnet, ställ sedan kastrullen åt sidan och kyl den. När äggen har svalnat, skala och hacka dem. Lägg nu baconet i pannan och koka det tills det blir brunt. Efter tillagning av dem, töm dem. Ta nu resten av ingredienserna och blanda väl. När den blandas väl är salladen klar att serveras.

Att tycka om!!

Spenat och svampsallad

Ingredienser

1 pund bacon, skivat

3 ägg

1 tsk vitt socker

2-3 matskedar. från vatten

2 skedar. äppelcidervinäger

Ett kilo spenat

Salt

Ungefär ett halvt kilo svamp, skuren i skivor

metod

Ta en stor panna och stek baconskivorna i oljan på medelvärme. När baconet blir brunt smula sönder det och ställ åt sidan, lämna baconfettet samtidigt. Lägg nu äggen i en kastrull och täck dem med vatten, låt sedan vattnet koka upp. Ta sedan ut äggen och kyl ner dem, skala dem och skär dem i ringar. Lägg nu socker, vatten, vinäger och salt i en kastrull med baconfettet och värm dem väl. Lägg nu alla ingredienser med spenaten i en stor skål, blanda dem och den läckra salladen är klar att serveras.

Att tycka om!!

Visslad spenatsallad

Ingredienser

3 ägg

Kilo bacon, skivad

Ett gäng spenat rengjorda och torkade

Ungefär en kopp socker

1/2 kopp vit vinäger

En kopp rödvinsvinäger

3 salladslökar

metod

Lägg äggen i en kastrull och täck dem med tillräckligt med kallt vatten, låt sedan vattnet koka upp, täck pannan. När äggen är klara, ställ dem åt sidan för att svalna, skala och skär sedan äggen i skivor eller klyftor. Ta nu ut baconet i pannan och koka det på låg värme. När baconet är brynt, överför det till en stor skål med spenat och salladslök. Häll baconfett och övriga ingredienser i en skål, blanda väl och salladen är klar att serveras.

Att tycka om!!

Varm sallad på brysselkål, bacon och spenat

Ingredienser

6-7 skivor bacon

2 dl brysselkål

1 tsk spiskummin

2 skedar. Vegetabilisk olja

2 skedar. Vitvinsvinäger

1/2 pund spenat, hackad, tvättad och torkad

metod

Lägg baconet i en kastrull och stek på medelvärme tills baconet är gyllenbrunt. När de är kokta smula sönder dem och ställ åt sidan. Nu ska groddarna ångkokas tills de mjuknar. Tillsätt groddarna med kummin till det återstående baconfettet i pannan och rör om i en minut eller två tills de mjuknar. Lägg nu alla ingredienser tillsammans med bacon och spenat i en skål och blanda väl. När den blandas väl är den läckra salladen klar att serveras.

Att tycka om!!

Broccolisallad

Ingredienser

1 kopp magonnäs med låg fetthalt

2 broccolihuvuden, färska, skurna i bitar

1/2 dl rödlök, finhackad

1/2 kopp russin

2 skedar. Vitvinsvinäger

1 tsk Vitt socker 1 dl solrosfrön

metod

Släng baconet i pannan och stek det på medelvärme tills det är gyllenbrunt.

Häll sedan av baconet och ställ åt sidan. Lägg nu alla ingredienser i en skål,

tillsammans med det kokta baconet, och blanda dem väl. När de är

blandade, kyl en timme eller två i kylen och servera kyld.

Att tycka om!!

Skörd sallad

Ingredienser

1/2 kopp hackade valnötter

1 knippe spenat, rensad och skuren i bitar

1/2 kopp tranbär

1/2 kopp ädelost, hackad eller smulad

2 tomater, urkärnade och hackade

1 avokado, skalad och tärnad

2 skedar. Svartvinsvinäger

2 skedar. Röd hallonsylt

1 kopp valnötsolja

Salt och svartpeppar, efter smak

metod

Värm ugnen till 190 grader, lägg valnötterna i en plåt och rosta dem tills de blir gyllenbruna. Ta nu en skål och blanda spenat, valnötter, tranbär, rödlök, avokado, ädelost och tomater. När det är väl blandat, ta en annan liten behållare och blanda sylt, valnötsolja, peppar och salt och vinäger. Häll nu denna blandning i salladen och blanda dem väl. Kyl en timme eller två innan servering.

Att tycka om!!

Grön vintersallad

Ingredienser

1 knippe hackad grönkål

1 knippe hackade grönkålsblad

1 romsk sallad, skivad

1 rödkålshuvud

1 päron

1 bermudalök

1 avokado, skalad och tärnad

2 morötter, rivna

2-3 matskedar. Russin

Olivolja

Vinäger

1 tsk honung

1 tsk oregano

1 tsk dijonsenap

1 vitlöksklyfta, hackad

Pepparkorn

metod

Ta en stor skål och blanda collardblad, grönkål och riven morot med kål, valnötter, tomater och russin och blanda ihop dem. Ta nu en annan liten skål och lägg resten av ingredienserna i den och blanda dem väl. När ingredienserna är väl blandade, ta blandningen och häll den över skålen med kål och collarblad och täck allt väl. Så det är klart att servera.

Att tycka om!!

Tomatmozzarellasallad

Ingredienser

5 tomater

1 kopp mozzarellaost, skivad

2 skedar. Olivolja

2 skedar. Balsamvinäger

Tillsätt salt och peppar efter smak

Färska basilikablad, rivna i bitar

metod

Lägg tomaterna och mozzarellan på ett serveringsfat och lägg dem växelvis.

Nu måste du blanda olja, vinäger, salt och peppar och hälla över skålen för servering. Innan servering, strö basilikablad över salladen.

Att tycka om!!

BLT sallad

Ingredienser

1 pund bacon

1 kopp majonnäs

1 tsk vitlökspulver

Salta och peppra, efter smak

1 chef för Romaine

2 tomater

2 krutonger

metod

Koka spekas i en panna på medelvärme tills de fått en jämn färg, låt dem rinna av och ställ åt sidan. Ta nu en mångsysslare och bearbeta majonnäs, mjölk, vitlökspulver, peppar tills de har en slät konsistens. Så salladsdressingen är klar. Lägg nu sallad, kokt bacon, tomater och krutonger i en skål, häll sedan upp dressingen och täck dem ordentligt. Kyl en timme eller två innan servering.

Att tycka om!!

En vacker sallad

Ingredienser

1 knippe unga spenatblad

2 rödlökar

1 burk mandariner, avrunnen

1 kopp torkade tranbär

½ kopp fetaost, smulad

1 kopp vinägrett salladsdressing mix

metod

Lägg alla ingredienser utom salladsdressingen i en stor skål och blanda väl.

När ingredienserna är väl blandade, strö salladsdressingen över salladsskålen och den vackra salladen är klar att serveras.

Att tycka om!!

Mandel och mandarin sallad

Ingredienser

1/2 kilo bacon

2 teskedar vitvinsvinäger

1 tsk honung

1 tsk varm senap

1 tsk sellerisalt

1 tsk paprika

1 röd bladsallad

1 burk mandariner, avrunnen

2 salladslökar, skivade

1 kopp mandel, silverpläterad

metod

Ta en panna och koka baconet täckt tills det blir brunt. För att förbereda salladsdressingen, blanda honung, vinäger, senap med sellerisalt, paprika och olivolja. Lägg nu sallad, apelsiner, kokt bacon och försilvrad mandel i en skål, häll sedan salladsdressingen över dem och blanda väl för att täcka dem väl. Låt salladen stå kallt en timme innan servering.

Att tycka om!!

Tonfisk och mandarin sallad

Ingredienser

Olivolja

1 burk tonfisk

1 paket blandade babygrönsaker

1 granny smith äpple, skalat och hackat

1 burk mandariner

metod

Hetta upp olivoljan och fräs tonfisken tills den är helt genomstekt. Ta nu en skål och blanda grönsalladen med den stuvade tonfisken, äpplena och apelsinerna. Så, salladen är redo att serveras.

Att tycka om!!

Makaroner och tonfisksallad

Ingredienser

1 paket makaroner

2 burkar tonfisk

1 kopp majonnäs

Salta och peppra, efter smak

1 nypa vitlökspulver

1 nypa oregano, torkad

1 lök, finhackad

metod

Häll saltat vatten i en kastrull och låt koka upp, tillsätt sedan makaronerna och koka den, efter tillagning, rinna av makaronerna och kyl ner den. Blanda nu den konserverade tonfisken med de kokta makaronerna, tillsätt sedan majonnäsen och blanda väl. Tillsätt nu resten av ingredienserna till blandningen och blanda dem väl. När alla ingredienser är blandade, låt dem stå kallt i ungefär en timme eller två. Det är så läcker tonfisksallad är redo att serveras.

Att tycka om!!

Asiatisk sallad

Ingredienser

2 paket ramennudlar

1 dl mandel, blancherad och försilvrad

2 teskedar sesam

1/2 kopp smör

1 huvud napakål, hackad

1 knippe vårlök, hackad

¼ kopp vegetabilisk olja

2-3 teskedar. vitt socker

2 tsk sojasås

metod

Ta en panna och värm smöret eller margarinet, lägg sedan ramennudlarna, sesam och mandel i den på låg värme och koka dem tills de blir gyllenbruna. När de är kokta, låt dem svalna. Ta nu en mindre kastrull och häll vegetabilisk olja, socker och vinäger och låt dem sedan koka i ungefär en minut, svalna sedan och när det svalnar tillsätt sojasås. Ta en skål och blanda sedan alla ingredienser tillsammans med de kokta ramennudlarna och sockerblandningen och blanda dem sedan väl. Låt salladen svalna en timme eller mer innan servering.

Att tycka om!!

Asiatisk kycklingpastasallad

Ingredienser

1 paket Rotelle pasta

2 kycklingbröst, benfria, skurna i bitar, kokta

2-3 matskedar. Vegetabilisk olja

Salt

2-3 morötter, hackade

1/2 pund svamp

1/2 huvud broccoli

1/2 blomkålshuvud

Vatten

2 tsk sojasås

2 teskedar sesamolja

metod

Häll saltat vatten i en kastrull och koka upp, tillsätt ett paket pasta och koka dem. När den är kokt, häll av pastan och ställ åt sidan. Ta nu en panna och koka morötter med salt tills de blir krispiga och mjuka. Ta nu en skål och tillsätt pasta, morötter med kycklingbröst och blanda dem väl. Koka nu svampen och lägg dem i en skål, tillsätt sedan resten av ingredienserna och blanda väl. Servera salladen kyld.

Att tycka om!!

Cobb sallad

Ingredienser

4-5 skivor bacon 2 ägg

1 huvud isbergssallad

1 kycklingbröst

2 tomater, skivade

¼ kopp ädelost, strimlad

2 salladslökar, skivade

En flaska salladsdressing

metod

Koka äggen, skala och hacka dem. Stek bacon och kyckling separat tills de är gyllenbruna. Smula ner. Precis innan servering, kombinera alla ingredienser i en stor bunke och blanda väl. Servera utan dröjsmål.

Att tycka om!!

Recept på ruccola och bacon majssallad

Ingredienser

4 stora liktornar

2 dl hackad ruccola

4 remsor bacon

1/3 kopp hackad vårlök

1 matsked. olivolja

1 matsked. vinäger

1/8 tsk spiskummin

Salt och svartpeppar

metod

Värm majsen, i skalet, även på grillen för en rökig smak, i 12-15 minuter. I en medelstor skål, kombinera majs, ruccola, bacon och lök. Vispa vinäger, olja, salt och peppar i en separat skål. Blanda ner dressingen i salladen precis innan servering och servera direkt.

Att tycka om!

Svart ärtsallad recept

Ingredienser

2 koppar torra svartögda ärtor

230 gram fetaost

230 gram torkade tomater

1 kopp Kalamata svarta oliver

Finhackad vårlök

En hackad vitlöksklyfta

1 stort knippe hackad spenat

Citronsaft och skal

metod

Koka ärtorna i saltat vatten tills de är klara. Häll av och skölj med kallt vatten. Blanda alla ingredienser utom citronsaft i en skål. Tillsätt citronsaft precis innan servering och servera direkt.

Att tycka om!

Recept på ruccolasallad med rödbetor och getost

Ingredienser

Salladsingredienser:

2 skalade rödbetor

En handfull ruccolablad

½ kopp getost, smulad

½ kopp hackade valnötter

Ingredienser till dressing:

¼ kopp olivolja

½ citron

¼ tesked Torrt senapspulver

¾ tesked socker

Salt och peppar

metod

Blanda ¼ tsk till dressingen. senapspulver, ¾ tsk. socker, ½ citron och ¼ kopp olivolja, salt och peppar efter smak. Blanda en näve ruccolablad, några rödbetsjulienner, smulad getost och hackade valnötter. Häll över dressingen precis innan servering. Servera utan dröjsmål.

Att tycka om!

Recept på asiatisk coleslaw

Ingredienser

1 kopp krämigt jordnötssmör

6 matskedar vegetabilisk olja

½ tesked friterad sesamolja

4 skedar. kryddad risvinäger

4 koppar tunt skivad kål

½ kopp riven morot

¼ kopp rostade skalade jordnötter

metod

Tillsätt jordnötssmöret i en medelstor skål och tillsätt den rostade sesamoljan och vispa tills det mjuknat. Rosta jordnötterna för ännu bättre smak med bara en minuts rostning. Överför jordnötterna från pannan till en stor skål. Blanda morötter, kål och jordnötter och eventuella andra ingredienser du vill lägga till och servera direkt.

Att tycka om!

Recept på asiatisk nudelsallad

Ingredienser

280 gram kinesiska nudlar

1/3 kopp sojasås

3 koppar broccolibuktor

115 gram gröna böngroddar

3 finhackade lökar,

1 röd paprika

1/4 tunt skivad stor kål

1 stor skalad morot

metod

Häll 4 glas vatten i en stor gryta, tillsätt de kinesiska nudlarna. Rör om nudlarna hela tiden medan de kokar. Se till att följa anvisningarna på nudelpaketet, om du använder kinesiska nudlar ska de vara färdiga efter 5 minuters tillagning. Häll av nudlarna, skölj dem i kallt vatten för att stoppa tillagningen, sprid ut nudlarna på ett plåt för att lufttorka. Tillsätt broccolibuktor och tillräckligt med vatten för att komma upp till ångbåtsnivån. Täck över och ånga i 4 minuter. Blanda alla ingredienser i en skål. Servera utan dröjsmål.

Att tycka om!

Recept på sparris och kronärtskockssallad

Ingredienser

1 stor tunt skivad lök

3 skedar. citron juice

450 gram tjock sparris

2 skedar. olivolja

1 tsk vitlökspulver

1 liter druvor

metod

Doppa först den skivade löken i citronsaft och rosta sparrisen i en förvärmd ugn vid 400 grader F. Till sparrisen, tillsätt 1 msk. olivolja och salta dem väl. Lägg i ett enda lager i en folieklädd ugnsform och låt koka i 10 minuter tills de fått lite färg. För att grilla sparrisen ställer du in kolgrillen på hög värme i mellan 5 och 10 minuter. Ta bort sparrisen från grillen och skär i bitar, lägg sparrisen och alla ingredienser i en stor skål och blanda ihop och servera omedelbart.

Att tycka om!

Recept på sparrissallad med räkor

Ingredienser

450 gram sparris

226 gram rosa räkor till sallad

¼ kopp extra virgin olivolja

1 hackad vitlöksklyfta

1 matsked. citron juice

1 matsked. mald persilja

Salt och svartpeppar

metod

Koka en genomsnittlig kastrull med vatten. Tillsätt sparrisen i det kokande vattnet och koka i 3 minuter. Om de redan är kokta, ta ut dem efter 30 sekunder. Om räkorna är råa, koka dem i 3 minuter tills de är genomstekta. Ta bort räkorna och lägg i en stor skål. Finhacka sparrisspjuten. Skär sparrisspetsarna i ett stycke. Tillsätt de återstående ingredienserna och rör om för att kombinera. Tillsätt salt och svartpeppar efter smak. Om så önskas, tillsätt mer citronsaft efter smak och servera omedelbart.

Att tycka om!

Recept på blåbärs- och persikafruktsallad med timjan

Ingredienser

4 persikor

4 nektariner

1 dl blåbär

2 tsk hackad färsk timjan

1 tsk ingefära, riven

¼ kopp citronsaft

1 tsk citronskal

1/2 kopp vatten

¼ kopp socker

metod

Häll vattnet och sockret i en kastrull och värm på låg värme och koka upp vätskan som reduceras till hälften till en enkel sirap, låt svalna. Hacka nektarinerna och persikorna och lägg dem i skålen med blåbären. Häll över den avsvalnade sirapen. Tillsätt citronskal, timjan, citronsaft och ingefära. Blanda och täck med plastfolie, ställ in i kylen och låt jäsa i en timme.

Servera utan dröjsmål.

Att tycka om!

Broccolisallad recept

Ingredienser

salt

6 koppar broccolibuktor

1/2 kopp rostade mandlar

1/2 kopp kokt bacon

¼ kopp hackad lök

1 dl tinade frysta ärtor

1 kopp majonnäs

äppelcidervinäger

¼ kopp honung

metod

Ta med en stor kastrull med vatten, med en tesked salt. salt, koka på låg värme. Lägg till broccolibuktor. Koka i 2 minuter, beroende på hur krispig du vill ha broccolin. 1 minut kommer att göra broccolin ljusgrön och lämna den fortfarande ganska knaprig. Ställ in regulatorn och koka inte i mer än 2 minuter. Kombinera broccolibuktor, smulad bacon, mandel, hackad lök och ärtor i en stor serveringsskål i en separat puddingskål, vispa ihop majonnäs, vinäger och honung och blanda ihop ordentligt innan kylning. Servera utan dröjsmål.

Att tycka om!

Broccolisallad med tranbärsapelsindressing recept

Ingredienser

2 skedar. balsamvinäger

½ kopp torkade sötade tranbär

2 teskedar fullkornssenap

2 skedar. rödvinsvinäger

1 vitlöksklyfta

½ kopp apelsinjuice

2-3 skivor apelsinskal

Kosher salt

6 matskedar vegetabilisk olja

¼ kopp majonnäs

½ kålhuvud

2-3 lökar

¼ kopp torkade tranbär

2-3 skivor rivet apelsinskal

metod

Tillsätt rödvinsvinäger och balsamvinäger, senap, skalade torkade tranbär, honung, vitlök, apelsinjuice, apelsinskal och salt i en matberedare och mixa tills det är slätt. Tillsätt gradvis vegetabilisk olja under blandning för att få en bra blandning. Tillsätt sedan majonnäs och blanda tills det blandas. Tillsätt strimlade broccolistjälkar, morötter, torkade tranbär, apelsinskal och koshersalt i en blandningsskål. Tillsätt dressingen och blanda tills dressingen är jämnt fördelad. Servera utan dröjsmål.

Att tycka om!

Avokadosallad med Heirloom Tomater

Ingredienser

1 1/2 skivad och skalad avokado

1 1/2 tomater, skivade

2 skivade vårlökar eller hackad färsk gräslök

Citronsaft från en skiva

En nypa grovt salt

metod

Lägg skivor av avokado och tomat på en tallrik. Ringla citronsaft över gräslöken och salta. Ta bort stenen från ena halvan av avokadon som fortfarande finns i skalet och ta bort fruktköttet i en skål. Tillsätt tomaten och beredd gräslök och blanda väl. Servera utan dröjsmål.

Att tycka om!

Recept på kardemumma och citrusfruktsallad

Ingredienser

1 stor rubinrosa grapefrukt

3 kombinationer av navelapelsiner eller navelapelsiner eller mandariner, blodapelsiner och/eller mandariner

¼ kopp honung

2 skedar. färsk citron- eller limejuice

1/4 tsk mald kardemumma

metod

Skala först frukten, skär segmentens membran med en vass kniv. Blanda de skalade segmenten i mixerskålen. Häll av eventuell överflödig juice från frukten i en liten kastrull. Tillsätt honung, limejuice och kardemumma i grytan. Koka i 10 minuter, ta sedan bort från värmen och låt svalna till rumstemperatur. Låt sitta i 15 minuter eller lägg på is tills den är klar. Servera utan dröjsmål.

Att tycka om!

Recept på kapris och majssallad

Ingredienser

6 öron av sockermajs

¼ kopp olivolja

sherryvinäger

svartpeppar

1 ½ tsk kosher salt

½ tesked socker

3 hackade tomater utan kärnor

½ dl skivad vårlök

230 gram färsk mozzarella

basilikablad

metod

Sätt din grill på hög värme och lägg majskolven direkt på grillen. Koka i 15 minuter, det är inte nödvändigt att blötlägga majsen i vatten i förväg om majsen är färsk. Om du vill bränna själva majsen, ta först bort några av de yttre skalen på majsen, så att det blir mindre av ett amningslager runt majsen. Ta en stor skål och blanda ihop majs, mozzarella, salladslök, tomater och dressing. Precis innan servering, rör ner den färskhackade basilikan. Servera utan dröjsmål.

Att tycka om!

Rotselleri sallad

Ingredienser

½ kopp majonnäs

2 skedar. senap, Dijon

1 matsked. citron juice

2 skedar. persilja, hackad

545 g kvartad rotselleri, skalad och grovt riven precis innan blandning

½ grönt äpple, skalat, urkärnat och urkärnat

Salta och mald peppar

metod

Blanda majonnäs med senap tillsammans med citronsaft och persilja i en skål. Skrynkla rotsellerin med äpplet och smaka av med salt och peppar, linda in och kyl tills den svalnat, 1 timme.

Att tycka om!

Fetasallad av körsbärstomater och gurka

Ingredienser

2 eller 3 koppar körsbärstomater, halverade

1 dl hackad gurka, skalad

1/4 kopp smulad ost, fetaost

1 matsked. mynta chiffonade blad

1 matsked. oregano, färsk, hackad

1 matsked. citron juice

2 skedar. schalottenlök eller salladslök, finhackad

2 skedar. olivolja

Salt

metod

Blanda körsbärstomater lätt med gurka, ost, lök, mynta och oregano.

Garnera med citronsaft och salt och peppar tillsammans med olivolja.

Att tycka om!

Gurksallad med mynta och feta recept

Ingredienser

453 gram gurka, tunt skivad

¼ rödlök tunt skivad och skuren i 1-tums segment

2-3 tunt skivade röda rädisor

10 tunt skivade myntablad

vit vinäger

Olivolja

¼ pund fetaost

nymalen peppar och salt

metod

I en medelstor skål, blanda ihop skivad gurka, myntablad, rädisor, rödlök med lite vit vinäger och olivolja, salt och nymalen peppar efter smak. Strax innan servering, strö över smulade bitar av fetaost. Servera omedelbart före ajournering.

Att tycka om!

Recept på körsbärstomatorzosallad

Ingredienser

230 gram orzo pasta

Salt och svartpeppar efter smak

1 halv liter skivade röda körsbärstomater

1 pint halverade gula körsbärstomater

¼ kopp olivolja

230 gram smulad fetaost

1 stor hackad och skalad gurka

2 tunt skivade salladslökar

nymalen oregano

metod

Fyll en stor gryta med vatten och låt koka upp. Tillsätt orzo, rör om så att den inte fastnar i botten av pannan. Koka på hög nivå tills de är al dente, mogna men fortfarande lite fasta. Blanda med övriga ingredienser, tomater, oregano, fetaost, vårlök, gurka och svartpeppar. Servera utan dröjsmål.

Att tycka om!

Gurksallad med vindruvor och mandel recept

Ingredienser

¼ kopp hackad mandel

1 pund skalade gurkor

salt

1 tsk vitlök, hackad

20 skivade gröna druvor

2 skedar. olivolja

1 sherry eller vitvinsvinäger

2 tsk hackad gräslök, till dekoration

metod

Skär gurkorna på längden. Skopa ur fröna i mitten med en sked, kassera fröna. Om du använder lite större gurkor, skär dem på längden igen. Rör om så att saltet täcker gurkan jämnt. Rosta de skivade mandlarna i en liten panna på låg värme, vänd dem ofta, ta ut dem i en skål för att svalna. Blanda mandel, gurka, vindruvor, vitlök, olivolja och vinäger i en stor skål och tillsätt mer salt efter smak. Garnera med gräslök och servera genast.

Att tycka om!

Recept på quinoa och myntasallad

Ingredienser

1 kopp quinoa

2 koppar vatten

½ tsk kosher salt

1 stor skalad gurka

¼ kopp tunt skivad mynta

1 finhackad salladslök

4 skedar. risvinäger

olivolja

1 skalad avokado

metod

Lägg quinoan i en medelstor gryta, häll i vattnet. Tillsätt en halv tesked. av salt, reducera till låg värme. Låt den kokta quinoan svalna till rumstemperatur. Du kan snabbt kyla quinoan genom att breda ut den på en plåt. Skär gurkan i långa skivor. Häll över den kryddade risvinägern och vänd igen. Vänd ner den hackade avokadon, om du använder den, och servera omedelbart.

Att tycka om!

Recept på couscous med pistagenötter och aprikoser

Ingredienser

½ kopp hackad rödlök

¼ kopp citronsaft

1 låda couscous

2 skedar. olivolja

½ kopp råa pistagenötter

10 torkade hackade aprikoser

1/3 kopp hackad persilja

metod

Lägg den hackade löken i en liten skål. Häll citronsaften över löken som lagts åt sidan och låt löken dra i citronsaften. Rosta pistagenötterna i en liten panna på låg värme tills de är gyllenbruna. Häll 2 dl vatten i en medelstor kastrull och låt koka upp. Tillsätt en sked. olivolja och en tesked. salt i vatten; tillsätt couscous och koka under lock i 5-6 minuter. Rör ner pistagenötter, hackade aprikoser och persilja. Blanda rödlök och citronsaft. Servera utan dröjsmål.

Att tycka om!

Recept för kålsallad

Ingredienser

½ vitkål, skuren i skivor

½ morot, skuren i skivor

2-3 salladslökar, skivade

3 skedar. Majonnäs

½ tsk gul senap

2 skedar. Risvinäger

Socker, efter smak

Salta och peppra, efter smak

metod

Blanda alla skivade grönsaker i en skål. Blanda majonnäs, gul senap och risvinäger till dressingen. Strax innan servering, ringla dressingen över grönsakerna och strö över lite salt, peppar och socker. Servera utan dröjsmål.

Att tycka om!

Recept på kall ärtsallad

Ingredienser

453 gram frysta små ärtor, tina inte

170 gram mandel från rökeriet, hackad, tvättad för att ta bort överflödigt salt, helst för hand

½ dl hackad vårlök

230 gram hackade vattenkastanjer

2/3 kopp majonnäs

2 skedar. gult currypulver

Tillsätt salt efter smak

Peppar efter smak

metod

Blanda fryst salladslök, ärtor, mandel och vattenkastanjer. Blanda majonnäs och curry i en separat bunke. Blanda majonnäskombinationen slätt i ärtorna. Strö över salt och nymalen svartpeppar efter smak. Servera utan dröjsmål.

Att tycka om!

Recept på gurk- och yoghurtsallad

Ingredienser

2 skalade och skivade gurkor, skurna på längden i fjärdedelar

1 kopp vanlig yoghurt

1 tesked, ett par teskedar eller torkad dill av färsk dill

Tillsätt salt efter smak

Peppar efter smak

metod

Smaka av gurkorna först så att de inte är sura. Om gurkan är sur, blötlägg gurkskivorna i saltat vatten i en halvtimme, eller längre, tills beskan försvinner, skölj sedan och låt rinna av före användning. För att förbereda salladen, blanda bara ingredienserna försiktigt. Skaka eller strö över salt och peppar efter smak. Servera utan dröjsmål.

Att tycka om!

Pappas recept på grekisk sallad

Ingredienser

6 matskedar olivolja

2 skedar. färsk citronsaft

½ tesked färsk hackad vitlök

4 matskedar rödvinsvinäger

½ tsk torkad oregano

½ tesked dill ogräs

Salt och nymalen svartpeppar

3 stora tomater med frön

¾ skalad, grovt hackad gurka

½ skalad och hackad rödlök

1 grovt hackad paprika

½ kopp hackade urkärnade svarta oliver

En hel 1/2 kopp smulad fetaost

metod

Blanda vinäger, olivolja, vitlök, citronsaft, oregano och dill tills det blandas. Smaka av med salt och nymalen svartpeppar. Blanda tomater, tillsammans med gurka, lök, paprika, oliver i en skål. Strö över ost och servera genast.

Att tycka om!

Pappas recept på potatissallad

Ingredienser

4 skalade medelstora röda potatisar

4 skedar. kosher dill pickle juice

3 skedar. finhackad dillgurka

¼ kopp hackad persilja

½ kopp hackad rödlök

2 stjälkar selleri

2 hackade vårlökar

½ kopp majonnäs

2 tsk dijonsenap

Kosher salt och mald svartpeppar efter smak

metod

Lägg den skalade, skivade potatisen i en stor kastrull. Häll över en centimeter saltvatten. Sätt en kastrull med vatten att koka upp. Sjud i 20 minuter tills gaffeln är mjuk. Ta bort från grytan, låt svalna tills den är varm. Tillsätt selleri, persilja, vårlök och hårdkokt ägg, morot och röd paprika. Dela en liten pool, blanda majonnäs med senap. Salta och peppra efter smak. Servera utan dröjsmål.

Att tycka om!

Recept på endivesallad med valnötter, päron och gorgonzola

Ingredienser

3 huvuden endiv, skivade först på längden och sedan på tvären i ½ tums skivor

2 skedar. hackade valnötter

2 skedar. smulad gorgonzola

1 urkärnat och hackat Bartlett-päron,

2 skedar. olivolja

2 teskedar äppelcidervinäger

Strö över koshersalt och nymalen svartpeppar

metod

Lägg den hackade endiven i en stor skål. Tillsätt smulad gorgonzola, valnötter och hackade päron, finhacka päronen och valnötterna. Blanda ihop, strö oliverna över salladen med lite smulad blåmögelost i endivbladen, som att fylla på båtar, för aptitretare. Strö över salladen med cidervinäger. Rör om för att kombinera. Smaka av med lite salt och peppar. Servera utan dröjsmål.

Att tycka om!

Fänkålssallad med mintvinägrett recept

Ingredienser

1 stor fänkålslök

1 ½ tsk socker

saft av 2 citroner

¼ kopp olivolja

½ tesked senap

½ tesked salt

1 knippe hackad färsk mynta

2 hackade schalottenlök

metod

Sätt ihop vinägretten. Häll citronsaft, lök, salt, senap, socker och mynta i en mixer och blanda kort för att blanda. Med motorn igång, blanda i olivoljan tills den är väl blandad. Använd en mandolin, skiva fänkålen i 1/8-tums bitar som börjar längst ner på glödlampan. Oroa dig inte för att stapla fänkålslöken, det kan förhindras. Om du inte har en mandolin, skiva löken så tunt du kan. Hacka fänkålsbladen för att lägga till salladen. Servera utan dröjsmål.

Att tycka om!

Recept på fänkåls-, radicchio- och endivsallad

Ingredienser

Sallad

1 huvud radicchio

3 belgiska endiver

1 stor fänkålslök

1 dl grovriven parmesanost

Bandage

3 skedar. fänkålsblad

½ tesked senap

3 tsk finhackad lök

2 skedar. citron juice

1 tesked salt

1 tsk socker

1/3 kopp olivolja

metod

Skär radicchiohuvudet på mitten och sedan i fjärdedelar. Ta varje kvart och skär skivor cirka en halv centimeter tjocka över radikeln från änden mot kärnan. Skär tunna skivor från varje kvart mot kärnan. Blanda alla skurna grönsaker i en stor skål med riven parmesanost. Tillsätt citronsaft, senap, lök, salt och socker. Ringla över olivolja och puré dressingen i 45 sekunder. Servera utan dröjsmål.

Att tycka om!

Ett recept på en festlig rödbets- och citrussallad med grönkål och pistagenötter

Ingredienser

10 blanda rödbetor

3 blodapelsiner

1 knippe tunt skivad grönkål

1 dl grovt hackade rostade pistagenötter

¼ kopp hackade myntablad

3 hackad italiensk persilja

Bandage:

2 skedar. citron juice

1/2 kopp extra virgin olivolja av god kvalitet

2 grovt hackade kapris

Salta och peppra efter smak

metod

Koka rödbetorna separat efter färg. Lägg varje sats rödbetor i en behållare och täck med cirka en centimeter vatten. Tillsätt lite tsk. salter. Medan rödbetorna kokar förbereder du dressingen. Lägg alla ingredienserna till dressingen i en skål och skaka tills det är väl blandat. Förbered salladen genom att lägga rödbetor, persilja och hackade rostade pistagenötter över grönkålen. Servera toppad med den förberedda dressingen.

Att tycka om!

Guldbetor och granatäpple sallad recept

Ingredienser

3 rödbetor gyllene hår

1 dl hackad rödlök

¼ kopp rödvinsvinäger

¼ kopp kycklingbuljong

1 kopp socker

½ tsk rivet apelsinskal

¼ kopp granatäpplekärnor

metod

Koka rödbetorna och rosta dem vid 375 grader F i en timme och låt dem svalna. Skala och skär i halv-tums kuber. Placera lök, vinäger, buljong, socker och apelsinskal i en medelstor stekpanna på hög värme och koka, rör ofta, tills vätskan reducerats till en matsked, cirka 5 minuter. Rör ner granatäpplekärnorna i rödbetsblandningen och tillsätt salt efter smak. Servera utan dröjsmål.

Att tycka om!

Läcker majs och svarta bönor sallad

Ingredienser

1 matsked. plus 3 msk. olivolja

1/2 lök hackad

1 kopp majskärnor, från ca 2 ax av majs

12 skedar. hackad koriander

1 15 1/2 oz. kan svarta bönor, rinna av och skölj

1½ tomater, ca 0,5 lbs, urkärnade, kärnade och hackade

1½ msk rödvinsvinäger

1 tsk dijonsenap

Salt och peppar

metod

Värm ugnen till 400 grader F. Placera 1 msk. olja i en ugnssäker panna och värm på hög. Fräs löken tills den är mjuk. Tillsätt majskärnor och fortsätt att mixa tills de är mjuka. Sätt pannan i den förvärmda ugnen och koka tills grönsakerna är gyllenbruna, rör om ofta. Detta tar cirka 20 minuter. Ta genast upp på en tallrik och låt svalna. Lägg den avsvalnade majsblandningen i en skål och tillsätt tomaterna, koriandern och bönorna och blanda väl. Häll vinäger, senap, peppar och salt i en liten skål och blanda väl tills saltet lösts upp. Tillsätt långsamt 3 msk. olja och fortsätt att blanda tills alla ingredienser är väl kombinerade. Häll denna dressing över majsblandningen och servera genast.

Att tycka om!

Krispig broccolidessert

Ingredienser

4 skivor bacon

1/2 stort broccolihuvud

1/2 liten rödlök, hackad, 1/2 kopp

3 skedar. gyllene russin

3 skedar. majonnäs

1½ msk vit balsamvinäger

2 skedar. honung

Salt och peppar

metod

Stek baconskivorna i en panna tills de blir knapriga. Låt rinna av den på en kökshandduk och smula den i halv-tums bitar. Håll åt sidan. Dela broccolibuktorerna och skär stjälken i lagom stora bitar. Lägg i en stor skål och blanda med russin och lök. I en annan skål, kombinera vinäger och majonnäs och blanda tills det är slätt. Häll på honung och smaka av med salt och peppar. Precis innan servering häller du dressingen över broccoliblandningen och slänger i överdraget. Toppa med smulad bacon och servera genast.

Att tycka om!

Sallad i bistrostil

Ingredienser

1 ½ msk finhackade valnötter

2 stora ägg

Matlagningsspray

1 skiva bacon, okokt

4 koppar gourmetsallat

2 matskedar, 0,5 uns smulad ädelost

1/2 Bartlettpäron, urkärnat och tunt skivat

½ sked vitvinsvinäger

1/2 matsked extra virgin olivolja

1/4 tsk torkad dragon

1/4 tsk dijonsenap

2,1-tums tjocka skivor franskt baguettebröd, rostat

metod

Rosta valnötterna i en liten panna tills doften fyller köket. Detta bör ta cirka 3-4 minuter när det tillagas på hög nivå. Ta bort och ställ åt sidan. Spraya 2 6-ounce koppar grädde med matlagningsspray. Knäck ett ägg i varje vaniljsåsbägare. Täck dem båda med plastfolie och ställ in dem i mikron på högsta temperatur i 40 sekunder eller tills äggen stelnat. Låt stå åt sidan i 1 minut och ta av på en pappershandduk. Stek baconet i en panna tills det blir knaprigt. Låt rinna av och smula. Spara fettet. I en stor skål, kombinera smulad bacon, rostade valnötter, sallad, ädelost och päron. Blanda cirka 1 tsk i en annan liten skål. fett, vinäger, olja, dragon och senap och vispa tills det blandas. Strax innan servering, ringla dressingen över salladen och servera toppad med ett ägg och en fransk baguette vid sidan av.

Att tycka om!

Kyckling satay hälsosammare hälsosam sallad Sammies

Ingredienser

1 ½ kroppsvikt tunt skivat fjäderfäkött, olika livsmedel, kotletter

2 skedar. vegetabilisk olja

BBQ planering, rekommenderas: BBQ grill Mates Montreal Meal Seasoning av McCormick eller grov natrium och peppar

3 rundade skedar. stort jordnötssmör

3 skedar. svarta sojakryddor

1/4 kopp eventuell fruktjuice

2 tsk varma kryddor

1 citron

Skär 1/4 kärnfri gurka i stavar

1 dl morötter skurna i små bitar

2 koppar skivade gröna salladsblad

4 pajer med skorpa, kaiser eller högtalare, uppdelade

metod

Hetta upp en BBQ-grillpanna eller en stor non-stick-panna. Täck fjäderfän i olja och arrangera grillen på grillen och tillaga i 3 minuter på varje sida i 2 omgångar.

Lägg jordnötssmöret i en mikrovågssäker skål och låt det mjukna i mikrovågsugnen på hög nivå i cirka 20 sekunder. Blanda ner soja, fruktjuice, varma kryddor och citronsaft i jordnötssmöret. Kasta kycklingen med sataykryddorna. Blanda de skivade färska grönsakerna. Lägg 1/4 av de färska grönsakerna på smörgåsbrödet och toppa med 1/4 av Satay Poultry Mix. Justera topparna på bullarna och bjud dem eller slå in dem för resan.

Att tycka om!

Cleopatras kycklingsallad

Ingredienser

1½ kycklingbröst

2 skedar. extra virgin olivolja

1/4 tsk krossade röda boostflingor

4 pressade vitlöksklyftor

1/2 kopp torrt vitt vin

1/2 apelsin, avrunnen

Handfull hackad platt bladpersilja

Grovt natrium och svartpeppar

metod

Värm en stor non-stick behållare över spisen. Tillsätt extra jungfruolja och värm upp. Tillsätt pressad boost, pressade vitlöksklyftor och kycklingbröst. Stek kycklingbröstet tills det är försiktigt brynt på alla sidor, cirka 5 till 6 minuter. Låt vätskan rinna av och koka tills den är mjuk, ca 3 till 4 minuter till, ta sedan kastrullen från värmen. Häll färskpressad limejuice över fågeln och servera med persilja och salt efter smak. Servera omedelbart.

Att tycka om!

Thai-vietnamesisk sallad

Ingredienser

3 latinska sallad, hackad

2 koppar färska grönsaksplantor, valfritt slag

1 kopp mycket perfekt skivade daikon eller röda rädisor

2 koppar ärtor

8 vårlökar, tärnade

½ kärnfri gurka, halverad på längden

1 halv liter gula eller röda tomater

1 rödlök, skivad i fjärdedelar och perfekt skivad

1 urval av färska utmärkta resultat i, arrangerade

1 utvald färsk basilika, putsad

2,2 uns förpackningar med skivade nötter finns i bakgången

8 skivor mandeltoast eller anistoast, skuret i 1-tums bitar

1/4 kopp tamari svart sojasås

2 skedar. vegetabilisk olja

4 till 8 tunna kycklingkotletter, beroende på storlek

Salt och nymalen svartpeppar

1 lb mahi mahi

1 mogen lime

metod

Blanda alla ingredienser i en stor bunke och servera kyld.

Att tycka om!

Jul Cobb sallad

Ingredienser

Non-stick matberedningsspray

2 skedar. valnötssirap

2 skedar. brunt socker

2 skedar. cider

1 lb skinka, helt färdig, stora kuber

½ lb fluga bönor, kokta

3 skedar. skivade underbara gurkor

Bibb sallad

½ kopp skivad rödlök

1 kopp tärnad Gouda

3 skedar. hackad färsk persiljablad

Vinägrett, formel följer

Marinerade ekologiska bönor:

1 lb ärtor, putsade, skurna i tredjedelar

1 tsk skivad vitlök

1 tsk röd boostflake

2 tsk extra virgin olivolja

1 tsk vit vinäger

En nypa salt

Svartpeppar

metod

Förvärm spisen till 350 grader F. Applicera nonstick matlagningsspray på ugnsformen. I en medelstor skål, kombinera valnötssirap, brun glukos och äppelcider. Tillsätt skinkan och blanda väl. Lägg skinkblandningen på plåten och grädda tills den är genomvärmd och skinkan tar färg, cirka 20 till 25 minuter. Ta ut ur ugnen och ställ åt sidan.

Tillsätt korn, gurka och persilja i skålen med vinägretten och rör om. Klä en stor serveringsskål med Bibb-sallat och tillsätt flingor. Ordna rödlök, gouda, marinerade ärtor och färdig skinka i rader ovanpå säden. Tjäna.

Att tycka om!

Grön potatissallad

Ingredienser

7 till 8 vårlökar, rengjorda, torkade och skurna i bitar, gröna och vita

1 liten gräslök, skivad

1 tsk Kosher salt

Nymalen vitpeppar

2 skedar. vatten

8 matskedar extra virgin olivolja

2 kroppsvikt tvättad röd selleri

3 lagerblad

6 matskedar svart vinäger

2 schalottenlök, skalade, i fjärdedelar på längden, tunt skivade

2 skedar. slät dijonsenap

1 matsked. skivad kapris

1 tsk kapris vätska

1 litet knippe dragon, hackad

metod

Mixa vårlöken och gräslöken i en mixer. Tillsätt salt efter smak. Tillsätt vatten och blanda. Häll 5 msk. extra virgin olivolja långsamt genom toppen av mixern och mixa tills det är slätt. Koka sellerin i en kastrull med vatten och sänk temperaturen och låt den koka långsamt. Krydda vattnet med lite salt och tillsätt lagerblad. Sjud sellerin tills den är mör när den stickas hål med spetsen på ett blad, ca 20 minuter.

Blanda svartvinäger, schalottenlök, senap, kapris och dragon i en skål som är tillräckligt stor för att rymma sellerin. Rör ner den återstående extra jungfruoljan. Häll av sellerin och släng lagerbladet.

Lägg sellerin i en skål och krossa den försiktigt med spetsarna på en gaffel.

Krydda försiktigt med boost och natrium och blanda dem väl. Avsluta med att tillsätta salladslök och en blandning av extra virgin olivolja. Blanda väl.

Håll uppvärmd till 70 grader fram till servering.

Att tycka om!

Rostad majssallad

Ingredienser

3 kolvar sockermajs

1/2 kopp skivad lök

1/2 dl skivad paprika

1/2 kopp skivade tomater

Salt att smaka

Till salladsdressing

2 skedar. Olivolja

2 skedar. Citron juice

2 tsk chilipulver

metod

Majskolvar ska gräddas på medelvärme tills de bränns något. Efter rostning av majskolvarna är det nödvändigt att ta bort kärnorna med hjälp av en kniv. Ta nu en skål och blanda kärnorna, hackad lök, peppar och tomater med salt och håll sedan skålen åt sidan. Förbered nu salladsdressingen genom att blanda olivolja, citronsaft och chilipulver och kyl den sedan. Innan servering häller du dressingen över salladen och serverar.

Att tycka om!

Kål och druvsallad

Ingredienser

2 kålar, hackade

2 koppar halverade gröna druvor

1/2 kopp finhackad koriander

2 gröna chili, hackade

Olivolja

2 skedar. Citron juice

2 tsk florsocker

Salta och peppra, efter smak

metod

För att förbereda salladsdressingen, lägg olivolja, citronsaft, socker, salt och peppar i en skål och blanda dem väl och ställ sedan i kylen. Lägg nu resten av ingredienserna i en annan skål, blanda väl och ställ åt sidan. Innan du serverar salladen, tillsätt den avsvalnade salladsdressingen och blanda försiktigt.

Att tycka om!

Citrussallad

Ingredienser

1 kopp fullkornspasta, kokt

1/2 dl skivad paprika

1/2 kopp morötter, blancherade och hackade

1 vårlök, hackad

1/2 kopp apelsin, skuren i segment

1/2 kopp söt lime segment

1 kopp böngroddar

1 kopp keso med låg fetthalt

2-3 matskedar. myntablad

1 tsk senapspulver

2 skedar. Florsocker

Salt att smaka

metod

För att förbereda dressingen, tillsätt ostmassa, myntablad, senapspulver, socker och salt i en skål och blanda väl tills sockret löst sig. Blanda resten av ingredienserna i en annan skål och ställ åt sidan för att vila. Innan du serverar salladen, tillsätt dressing och servera kyld.

Att tycka om!

Frukt och salladssallad

Ingredienser

2-3 salladsblad, rivna i bitar

1 papaya, hackad

½ kopp vindruvor

2 apelsiner

½ kopp jordgubbar

1 vattenmelon

2 skedar. Citron juice

1 matsked. Honung

1 tsk Röda chiliflakes

metod

Lägg citronsaft, honung och chiliflakes i en skål och blanda väl och ställ sedan åt sidan. Lägg nu resten av ingredienserna i en annan skål och blanda dem väl. Före servering, tillsätt dressing i salladen och servera genast.

Att tycka om!

Äpple och salladssallad

Ingredienser

1/2 kopp cantaloupe puré

1 tsk spiskummin, rostade

1 tsk koriander

Tillsätt salt och peppar efter smak

2-3 gröna sallader, skurna i bitar

1 kål, hackad

1 morot, riven

1 paprika, tärnad

2 skedar. Citron juice

½ kopp druvor, hackade

2 äpplen, hackade

2 salladslökar, hackade

metod

Lägg grönkål, sallad, riven morot och paprika i en kastrull och täck med kallt vatten, låt koka upp och koka tills de är knapriga, detta kan ta upp till 30 minuter. Töm dem nu och bind dem i en trasa och kyl ner dem. Nu ska äpplena tas med citronsaft i en skål och kylas. Lägg nu resten av ingredienserna i en skål och blanda dem väl. Servera genast salladen.

Att tycka om!

Bön- och pepparsallad

Ingredienser

1 kopp bönor, kokta

1 dl kikärter, blötlagda och kokta

Olivolja

2 lökar, hackade

1 tsk koriander, hackad

1 paprika

2 skedar. Citron juice

1 tsk chilipulver

Salt

metod

Pepparn måste genomborras med en gaffel, smörjas med olja och bakas på låg värme. Blötlägg nu paprikan i kallt vatten, ta sedan bort det brända skinnet och skär dem i skivor. Blanda resten av ingredienserna med paprikan och blanda väl. Kyl den i en timme eller mer innan servering.

Att tycka om!!

Morots- och dadelsallad

Ingredienser

1 ½ dl morötter, rivna

1 salladshuvud

2 skedar. mandel, stekt och hackad

Honungs- och citrondressing

metod

Lägg den rivna moroten i en kastrull med kallt vatten och låt den stå i cirka 10 minuter, låt den rinna av. Nu ska samma sak upprepas med salladshuvudet. Lägg nu morötter och sallad med övriga ingredienser i en skål och svalna innan servering. Servera salladen genom att strö över rostad och hackad mandel.

Att tycka om!!

Krämig pepparsalladsdressing

Ingredienser

2 dl majonnäs

1/2 kopp mjölk

Vatten

2 skedar. äppelcidervinäger

2 skedar. Citron juice

2 skedar. parmesanost

Salt

Lite het pepparsås

Lite Worcestershiresås

metod

Ta en stor skål och lägg alla ingredienser i den och blanda dem väl så att det inte blir några klumpar. När blandningen fått önskad krämig konsistens, häll den i den färska frukt- och grönsakssalladen och sedan är salladen med dressing klar att serveras. Denna krämiga och kryddiga peppardressing passar inte bara bra till sallader, utan kan även serveras till kyckling, hamburgare och smörgåsar.

Att tycka om!

Hawaiiansk sallad

Ingredienser

Till apelsindressingen

sked majsmjöl

Om en kopp apelsin squash

1/2 kopp apelsinjuice

Kanelpulver

Till salladen

5-6 blad grönsallad

1 tärnad ananas

2 bananer, tärnade

1 gurka, tärnad

2 tomater

2 apelsiner, skurna i bitar

4 svarta dadlar

Salt att smaka

metod

För att förbereda salladsdressingen, ta en skål och blanda majsmjölet i apelsinjuicen, tillsätt sedan apelsinsquashen i skålen och koka tills dressingens konsistens tjocknar. Sedan tillsätts kanelpulver och chilipulver i skålen och kyls sedan av i några timmar. Förbered sedan salladen, lägg salladsbladen i en skål och täck med vatten i ca 15 minuter. Nu ska de skivade tomaterna läggas i en skål med bitar av ananas, äpple, banan, gurka och apelsinsegment i den med salt efter smak och blanda dem väl. Lägg det nu till salladsbladen, häll sedan den avsvalnade dressingen över salladen, innan servering.

Att tycka om!!

Rostad majssallad

Ingredienser

Sötmajskolvar förpackning

1/2 kopp skivad lök

1/2 dl skivad paprika

1/2 kopp skivade tomater

Salt att smaka

Till salladsdressing

Olivolja

Citron juice

Chili pulver

metod

Majskolvarna ska rostas på medelvärme tills de bränns något, efter rostning tar du bort majskolvarna med hjälp av en kornkniv. Ta nu en skål och blanda kärnorna, hackad lök, peppar och tomater med salt och håll sedan skålen åt sidan. Förbered nu salladsdressingen genom att blanda olivolja, citronsaft och chilipulver och kyl den sedan. Innan servering häller du dressingen över salladen och serverar.

Att tycka om!

Kål och druvsallad

Ingredienser

1 kålhuvud, hackat

Cirka 2 koppar halverade gröna druvor

1/2 kopp finhackad koriander

3 gröna chili, hackade

Olivolja

Citronsaft, efter smak

Pudersocker, efter smak

Salta och peppra, efter smak

metod

För att förbereda salladsdressingen, lägg olivolja, citronsaft, socker, salt och peppar i en skål och blanda dem väl och ställ sedan i kylen. Lägg nu resten av ingredienserna i en annan skål och håll åt sidan. Innan du serverar salladen, tillsätt den avsvalnade salladsdressingen och blanda försiktigt.

Att tycka om!!

Citrussallad

Ingredienser

Ungefär en kopp kokt fullkornspasta

1/2 dl skivad paprika

1/2 kopp morötter, blancherade och hackade

Vårlök. Strimlad

1/2 kopp apelsiner, skurna i segment

1/2 kopp söt lime segment

En kopp böngroddar

Om en kopp keso, låg fetthalt

2-3 matskedar. myntablad

Senapspulver, efter smak

Pudersocker, efter smak

Salt

metod

För att förbereda dressingen, tillsätt ostmassa, myntablad, senapspulver, socker och salt i en skål och blanda väl. Blanda nu resten av ingredienserna i en annan skål och ställ åt sidan för att stå. Innan du serverar salladen, tillsätt dressing och servera kyld.

Att tycka om!!

Frukt och salladssallad

Ingredienser

4 salladsblad, rivna i bitar

1 papaya, hackad

1 kopp vindruvor

2 apelsiner

1 kopp jordgubbar

1 vattenmelon

½ kopp citronsaft

1 tsk honung

1 tsk Röda chiliflakes

metod

Lägg citronsaft, honung och chiliflakes i en skål och blanda väl och ställ sedan åt sidan. Lägg nu resten av ingredienserna i en annan skål och blanda dem väl. Tillsätt dressing i salladen innan servering.

Att tycka om!

Curry kycklingsallad

Ingredienser

2 skinn- och benfria kycklingbröst, kokta och skurna i halvor

3-4 stjälkar selleri, hackade

1/2 kopp magonnäs med låg fetthalt

2-3 teskedar. Curry pulver

metod

Lägg det kokta ben- och skinnfria kycklingbröstet med övriga ingredienser, selleri, majonnäs med låg fetthalt och curry i en medelstor skål och blanda väl. Så här är det här läckra och enkla receptet klart att servera. Denna sallad kan användas som smörgåsfyllning med sallad över bröd.

Att tycka om!!

Jordgubbsspenatsallad

Ingredienser

2 teskedar sesam

2 teskedar vallmofrön

2 teskedar vitt socker

Olivolja

2 tsk paprika

2 teskedar vit vinäger

2 tsk Worcestershiresås

Lök, finhackad

Tvätta spenaten och skär den i bitar

En kvarts liter jordgubbar, hackade i bitar

Mindre än en kopp mandel, försilvrad och blancherad

metod

Ta en medelstor skål; blanda vallmofrön, sesamfrön, socker, olivolja, vinäger och paprika tillsammans med Worcestershiresås och lök. Blanda dem väl och täck och frys i minst en timme. Ta en annan skål och blanda ihop spenaten, jordgubbarna och mandeln, häll sedan i örtblandningen och kyl salladen i minst 15 minuter innan servering.

Att tycka om!

Söt restaurangsallad

Ingredienser

16 ounce påse coleslaw mix

1 lök, tärnad

Mindre än en kopp krämig salladsdressing

Vegetabilisk olja

1/2 kopp vitt socker

Salt

Mawseed

vit vinäger

metod

Ta en stor skål; blanda coleslaw mix och lök. Ta nu en annan skål och blanda salladsdressingen, vegetabilisk olja, vinäger, socker, salt och vallmofrön.

Efter att ha blandat dem väl, tillsätt blandningen till coleslawblandningen och bestryk väl. Innan servering, kyl den läckra salladen i kylen i minst en timme eller två.

Att tycka om!

Klassisk makaronsallad

Ingredienser

4 koppar laktanmakaroner, okokta

1 kopp majonnäs

Mindre än en kopp destillerad vit vinäger

1 kopp vitt socker

1 tsk gul senap

Salt

Svartpeppar, mald

Lök av stor storlek, finhackad

Ungefär en kopp morötter, rivna

2-3 stjälkar selleri

2 paprika, hackad

metod

Ta en stor gryta och häll saltat vatten i den och koka upp, tillsätt makaroner och koka dem, låt dem sedan svalna i cirka 10 minuter och låt dem rinna av.

Ta nu en stor skål och tillsätt vinäger, majonnäs, socker, vinäger, senap, salt och peppar och blanda dem väl. När det är väl blandat, tillsätt selleri, grönpeppar, pimentpeppar, morot och makaroner och blanda väl igen. Efter att alla ingredienser är väl blandade, låt den stå i kylen i minst 4-5 timmar innan du serverar den läckra salladen.

Att tycka om!

Roquefort päronsallad

Ingredienser

Sallad, skär i bitar

Ca 3-4 päron, skalade och hackade

Burk Roquefortost, hackad eller smulad

Grön lök, skär i skivor

Ungefär en kopp vitt socker

1/2 burk pekannötter

Olivolja

2 teskedar svartvinsvinäger

Senap, efter smak

En vitlöksklyfta

Salt och svartpeppar, efter smak

metod

Ta en kastrull och värm oljan på medelvärme, blanda sedan sockret med pekannötterna och fortsätt röra tills sockret smält och pekannötterna karamelliserat, låt sedan svalna. Ta nu en annan skål och tillsätt olja, vinäger, socker, senap, vitlök, salt och svartpeppar och blanda dem väl.

Blanda nu sallad, päron och ädelost, avokado och salladslök i en skål och tillsätt sedan dressingblandningen, strö sedan över de karamelliserade pekannötterna och servera.

Att tycka om!!

Barbie tonfisk sallad

Ingredienser

Burk vit tonfisk

½ kopp majonnäs

matsked ost i parmesanost

Söt pickle, efter smak

Lökblad, efter smak

Currypulver, efter smak

Torr persilja, efter smak

Dill ogräs, torkad, efter smak

Vitlökspulver, efter smak

metod

Ta en skål och tillsätt alla ingredienser till den och blanda väl. Låt dem svalna en timme innan servering.

Att tycka om!!

Holiday kycklingsallad

Ingredienser

1 pund kyckling, kokt

En kopp majonnäs

en tesked paprika

Cirka två koppar torkade tranbär

2 salladslökar, fint hackade

2 malda gröna paprikor

En kopp hackade valnötter

Salt och svartpeppar, efter smak

metod

Ta en medelstor skål, blanda majonnäs, paprika, smaka av och tillsätt salt om det behövs. Ta nu tranbär, selleri, paprika, lök och valnötter och blanda dem väl. Tillsätt nu den kokta kycklingen och blanda väl igen. Krydda dem efter smak och tillsätt mald svartpeppar om det behövs. Låt stå kallt i minst en timme innan servering.

Att tycka om!!

Mexikansk bönsallad

Ingredienser

Burk svarta bönor

Burk med bönor

Burk cannellinibönor

2 gröna paprikor, hackade

2 röda paprika

Ett paket frysta majskärnor

1 rödlök, finhackad

Olivolja

1 matsked. Svartvinsvinäger

½ kopp citronsaft

Salt

1 vitlök, krossad

1 matsked. Koriander

1 tsk spiskummin, mald

Svartpeppar

1 tsk pepparsås

1 tsk chilipulver

metod

Ta en skål och blanda bönorna, paprikan, fryst majs och rödlök. Ta nu en annan liten skål, blanda olja, vinäger, citronsaft, koriander, spiskummin, svartpeppar, krydda sedan efter smak och tillsätt varm sås med chilipulver. Häll upp dressingblandningen och blanda väl. Låt dem svalna i ungefär en timme eller två innan servering.

Att tycka om!!

Pastasallad med bacon

Ingredienser

En burk okokt trefärgad rotinipasta

9-10 skivor bacon

En kopp majonnäs

Salladsdressing mix

1 tsk vitlökspulver

1 tsk vitlökspeppar

1/2 kopp mjölk

1 tomat, hackad

Burk med svarta oliver

En kopp cheddarost, strimlad

metod

Häll saltat vatten i en kastrull och låt koka upp. Koka pastan i den tills den mjuknar, ca 8 minuter. Ta nu en panna och hetta upp oljan i pannan och stek baconet i den och när de är kokta, rinna av dem och hacka dem. Ta en annan skål och tillsätt de återstående ingredienserna till den, tillsätt sedan pastan och baconet. Servera när väl blandat.

Att tycka om!!

Röd potatissallad

Ingredienser

4 unga röda potatisar, rensade och skurade

2 ägg

Ett halvt kilo bacon

Lök, finhackad

Selleristjälk hackad

Ca 2 koppar majonnäs

Salta och peppra, efter smak

metod

Häll saltat vatten i en kastrull och låt koka upp, tillsätt sedan färskpotatis i grytan och koka dem i cirka 15 minuter, tills de är mjuka. Häll sedan av potatisen och låt den svalna. Lägg nu äggen i en kastrull och täck dem med kallt vatten, låt sedan vattnet koka upp, ta sedan kastrullen från värmen och ställ den åt sidan. Koka nu baconet och låt det rinna av och ställ det åt sidan. Tillsätt nu ingredienserna med potatis och bacon och blanda väl. Kyl och servera.

Att tycka om!!

Svarta bönor och couscoussallad

Ingredienser

En kopp couscous, okokt

Cirka två koppar kycklingbuljong

Olivolja

2-3 matskedar. Limejuice

2-3 matskedar. Svartvinsvinäger

Kim

2 salladslökar, hackade

1 röd paprika, hackad

Koriander, nyhackad

En kopp frysta majskärnor

Två burkar svarta bönor

Salta och peppra, efter smak

metod

Koka upp kycklingsoppan, rör sedan ner couscousen och koka genom att täcka grytan och låt den stå åt sidan. Blanda nu olivolja, limejuice, vinäger och spiskummin och tillsätt sedan lök, paprika, koriander, majs, bönor och päls. Blanda nu alla ingredienser och låt det sedan svalna några timmar innan servering.

Att tycka om!!

Grekisk kycklingsallad

Ingredienser

2 koppar kokt kyckling

1/2 kopp morötter, skivade

1/2 kopp gurka

Ungefär en kopp hackade svarta oliver

Ungefär en kopp fetaost, hackad eller smulad

Salladsdressing i italiensk stil

metod

Ta en stor skål, lägg i den kokta kycklingen, morötterna, gurkan, oliverna och osten och blanda dem väl. Tillsätt nu salladsdressingblandningen och blanda dem väl igen. Kyl nu skålen genom att täcka den. Servera när den svalnat.

Att tycka om!!

Fantastisk kycklingsallad

Ingredienser

½ kopp majonnäs

2 skedar. äppelcidervinäger

1 vitlök, finhackad

1 tsk Färsk dill, finhackad

Ett halvt kilo kokt kycklingbröst utan skinn och ben

½ dl fetaost, hackad

1 röd paprika

metod

Blanda majonnäs, vinäger, vitlök och dill väl och låt stå i kylen i minst 6-7 timmar eller över natten. Blanda nu kycklingen, paprikan och osten i den, låt den sedan svalna i några timmar, servera sedan en nyttig och god sallad.

Att tycka om!!

Frukt curry kyckling sallad

Ingredienser

4-5 kycklingbröst, kokta

Selleristjälk hackad

Grönlök

Om en kopp gyllene russin

Skalat och skivat äpple

Pekannötter, rostade

Gröna druvor, kärnade och halverade

Curry pulver

En kopp majonnäs med låg fetthalt

metod

Ta en stor skål och lägg i alla ingredienser i den, såsom selleri, lök, russin, skivade äpplen, rostade pekannötter, gröna kärnfria druvor med curry och majonnäs och blanda dem väl. När de är väl blandade, låt dem vila några minuter och servera sedan den läckra och nyttiga kycklingsalladen.

Att tycka om!!

En underbar kycklingcurrysallad

Ingredienser

Ca 4-5 skinn- och benfria kycklingbröst, halverade

En kopp majonnäs

Om en kopp ajvar

en tesked currypulver

Ungefär en tesked. av peppar

Pekannötter, ungefär en kopp, hackade

En kopp druvor, kärnade och halverade

1/2 dl lök, finhackad

metod

Ta en stor behållare, koka kycklingbröstet i den i ca 10 minuter och när det är tillagat, riv det i bitar med en gaffel. Häll sedan av dem och låt dem svalna. Ta nu en annan skål och tillsätt majonnäs, ajvar, currypulver och peppar och blanda. Blanda sedan ner det kokta och strimlade kycklingbröstet i blandningen och tillsätt sedan pekannötter, curry och peppar. Kyl salladen i kylen några timmar innan servering. Denna sallad är ett perfekt val för hamburgare och smörgåsar.

Att tycka om!

Kryddig morotssallad

Ingredienser

2 morötter, hackade

1 vitlök, finhackad

Ungefär en kopp vatten 2-3 msk. Citron juice

Olivolja

Salt att smaka

Peppar, efter smak

Röd paprikaflingor

Persilja, färsk och hackad

metod

Placera moroten i mikron och koka den i några minuter med hackad vitlök och vatten. Ta ut ur mikrovågsugnen när morötterna är kokta och mjuknade. Låt sedan morötterna rinna av och lägg dem åt sidan. Tillsätt nu citronsaft, olivolja, pepparflingor, salt och persilja i morotsskålen och blanda väl. Låt den svalna i några timmar, sedan är den kryddiga, läckra salladen klar att serveras.

Att tycka om!!

Asiatisk äppelsallad

Ingredienser

2-3 teskedar. Risvinäger 2-3 matskedar. Limejuice

Salt att smaka

Socker

1 tsk fisksås

1 julienned jicama

1 äpple, hackat

2 vårlökar, fint hackade

Mynta

metod

Risvinäger, salt, socker, limejuice och fisksås ska blandas väl i en medelstor skål. När de är väl blandade, blanda den julienned jicama med de hackade äpplena i en skål och blanda dem väl. Sedan tillsätts salladslöken och myntakotletterna och blandas. Innan du serverar salladen med smörgås eller hamburgare, låt den svalna en stund.

Att tycka om!!

Zucchini och orzosallad

Ingredienser

1 zucchini

2 vårlökar, hackade

1 gul squash

Olivolja

Burk kokt orzo

Dill

Persilja

½ kopp getost, hackad

Peppar och salt, efter smak

metod

Zucchini, hackad vårlök och gul zucchini fräs i olivolja på medelvärme. Koka dem i några minuter tills de mjuknar. Överför dem nu till en skål, häll den kokta orzon, persiljan, riven getost, dill, salt och peppar i skålen och blanda igen. Kyl salladen några timmar innan servering.

Att tycka om!!

Vattenkrasse fruktsallad

Ingredienser

1 vattenmelon skuren i tärningar

2 persikor, skurna i skivor

1 gäng vattenkrasse

Olivolja

½ kopp citronsaft

Salt att smaka

Peppar, efter smak

metod

Kasta vattenmelontärningarna och persikoringarna tillsammans med vattenkrasse i en medelstor skål och strö över olivolja och limejuice. Krydda dem sedan efter smak och tillsätt eventuellt salt och peppar efter smak. När alla ingredienser är lätt och ordentligt blandade, ställ åt sidan eller så kan du låta den stå i kylen några timmar, då är den goda och nyttiga fruktsalladen klar att serveras.

Att tycka om!!

caesarsallad

Ingredienser

3 vitlöksklyftor, hackade

3 ansjovis

½ kopp citronsaft

1 tsk Worcestershiresås

Olivolja

Äggula

1 chef för Romaine

½ kopp parmesanost, strimlad

Krutonger

metod

Mosa de hackade vitlöksklyftorna med ansjovis och citronsaft, tillsätt sedan Worcestershiresås med salt, peppar och äggula och blanda igen tills den är slät. Denna mixning ska göras med hjälp av en mixer på låg hastighet, tillsätt nu långsamt och gradvis olivoljan och häll sedan i romanen. Låt sedan blandningen stå en stund. Servera salladen med parmesan och krutongdressing.

Att tycka om!!

Kyckling mango sallad

Ingredienser

2 kycklingbröst, benfria, skurna i bitar

Mesclun önskar

2 tärnade mango

¼ kopp citronsaft

1 tsk ingefära, riven

2 teskedar honung

Olivolja

metod

Citronsaft och honung ska vispas i en skål, riven ingefära och olivolja ska tillsättas. Efter att ha blandat ingredienserna väl i skålen, ställ den åt sidan. Grilla sedan kycklingen och låt den svalna och efter kylning skär du kycklingen i tärningar som är lätta att bita i. Lägg sedan kycklingen i en skål och blanda den väl med det gröna och mangon. Efter att du har blandat alla ingredienser väl, låt det svalna och servera sedan den läckra och intressanta salladen.

Att tycka om!!

Apelsinsallad med mozzarella

Ingredienser

2-3 apelsiner, skurna i skivor

Mozzarella

Färska basilikablad, rivna i bitar

Olivolja

Salt att smaka

Peppar, efter smak

metod

Blanda mozzarella- och apelsinskivor tillsammans med färska rivna basilikablad. Efter att ha blandat dem väl, strö olivolja över blandningen och krydda efter önskemål. Tillsätt sedan vid behov salt och peppar efter smak.

Låt salladen stå kallt i några timmar innan servering, då får salladen rätt smaker.

Att tycka om!!

Tre bönor sallad

Ingredienser

1/2 kopp äppelcidervinäger

Ungefär en kopp socker

En kopp vegetabilisk olja

Salt att smaka

½ kopp gröna bönor

½ kopp vaxbönor

½ kopp bönor

2 huvuden rödlök, finhackad

Salta och peppra, efter smak

Persiljelöv

metod

Placera äppelcidervinäger med vegetabilisk olja, socker och salt i en kastrull och låt koka upp, tillsätt sedan gröna bönor med skivad rödlök och marinera i minst en timme. Efter en timme, tillsätt salt efter smak, salta och peppra och servera med färsk persilja.

Att tycka om!!

Miso tofu sallad

Ingredienser

1 tsk ingefära, finhackad

3-4 matskedar. från miso

Vatten

1 matsked. risvinsvinäger

1 tsk sojasås

1 tsk chilipasta

1/2 kopp jordnötsolja

Ung spenat, hackad

½ kopp tofu, skuren i bitar

metod

Hackad ingefära ska mosas med miso, vatten, risvinäger, sojasås och chilipasta. Sedan ska denna blandning blandas med en halv kopp jordnötsolja. När de är väl blandade, tillsätt tärnad tofun och hackad spenat. Kyl och servera.

Att tycka om!!

Japansk rädisasallad

Ingredienser

1 vattenmelon, skuren i skivor

1 rädisa, skivad

1 vårlök

1 sträng med önskningar för bebisar

Mirin

1 tsk risvinsvinäger

1 tsk sojasås

1 tsk ingefära, riven

Salt

sesamolja

Vegetabilisk olja

metod

Lägg vattenmelonen, rädisan med vårlök och gröna i en skål och ställ åt

sidan. Ta nu en annan skål, tillsätt mirin, vinäger, salt, riven ingefära, sojasås

med sesamolja och vegetabilisk olja och blanda dem sedan väl. När

ingredienserna i skålen är väl blandade, bred denna blandning över skålen

med vattenmeloner och rädisor. Det är en så intressant men mycket god

sallad redo att serveras.

Att tycka om!!

Southwest Cobb

Ingredienser

1 kopp majonnäs

1 kopp kärnmjölk

1 tsk varm worcestershiresås

1 tsk koriander

3 vårlökar

1 matsked. apelsinskal

1 vitlök, finhackad

1 chef för Romaine

1 avokado, tärnad

Jicama

½ dl skarp ost, hackad eller smulad

2 apelsiner, skurna i bitar

Salt att smaka

metod

Majonnäs och kärnmjölk ska mosas med varm Worcestershiresås, vårlök, apelsinskal, koriander, hackad vitlök och salt. Ta nu en annan skål och blanda romaine, avokadon och jicama med apelsinerna och den rivna osten.

Häll nu kärnmjölkspurén över bunken med apelsinerna och ställ åt sidan, innan servering, så att salladen får sin riktiga smak.

Att tycka om!!

Pasta Caprese

Ingredienser

1 paket Fusilli

1 dl mozzarella, skuren i tärningar

2 tomater, urkärnade och hackade

Färska basilikablad

¼ kopp rostade pinjenötter

1 vitlök, finhackad

Salta och peppra, efter smak

metod

Koka frittorna enligt anvisningarna och ställ dem sedan åt sidan för att svalna. Efter att den har svalnat, blanda den med mozzarella, tomater, stekta pinjenötter, finhackad vitlök och basilikablad och krydda efter önskemål och tillsätt salt och peppar om så önskas. Ställ hela salladsblandningen åt sidan för att svalna och servera den sedan med smörgåsar eller hamburgare eller vilken rätt som helst.

Att tycka om!!

Rökt öringsallad

Ingredienser

2 skedar. äppelcidervinäger

Olivolja

2 hackade lökar

1 tsk pepparrot

1 tsk dijonsenap

1 tsk honung

Salta och peppra, efter smak

1 burk Rökt öring, i lakan

2 äpplen, skära i skivor

2 rödbetor, skivade

ruccola

metod

Ta en stor skål och tillsätt den rökta öringen i flingor med de sönderdelade äpplena, rödbetor och ruccola, ställ sedan skålen åt sidan. Ta nu en annan skål och blanda äppelcidervinäger, olivolja, pepparrot, hackad schalottenlök, honung och dijonsenap, krydda sedan blandningen efter smak och tillsätt sedan salt och peppar efter din smak. Ta nu den här blandningen och häll över en skål med julienned äpplen och blanda väl, servera sedan salladen.

Att tycka om!!

Äggsallad med bönor

Ingredienser

1 kopp gröna bönor, blancherade

2 rädisor, skurna i skivor

2 ägg

Olivolja

Salta och peppra, efter smak

metod

Koka mangold i äggen först, blanda den sedan med blancherade gröna bönor och skivade rädisor. Blanda dem väl, strö sedan över olivolja och salt och peppar efter smak. När alla ingredienser är väl blandade, ställ åt sidan och svalna. När blandningen svalnat är salladen klar att serveras.

Att tycka om!!

Ambrosia sallad

Ingredienser

1 kopp kokosmjölk

2-3 skivor apelsinskal

Några droppar vaniljessens

1 kopp druvor, skivade

2 mandariner, skurna i skivor

2 äpplen, skära i skivor

1 kokos, riven och rostad

10-12 malda valnötter

metod

Ta en medelstor skål och blanda kokosmjölken, apelsinskalet och vaniljessensen. När den är välvispad, tillsätt skivad mandarin med skivade äpplen och vindruvor. Efter att du har blandat alla ingredienser väl, kyl den i kylen i en timme eller två innan du serverar den läckra salladen. När salladen svalnat serverar du salladen med en smörgås eller hamburgare.

Att tycka om!!

Klyftad sallad

Ingredienser

En kopp majonnäs

En kopp ädelost

1/2 kopp kärnmjölk

schalottenlök

Citronskal

Worcestershire sås

Färska bladpersilja

Isbergsklyftor

1 ägg, hårdkokt

1 dl bacon, smulad

Salta och peppra, efter smak

metod

Majonnäs med ädelost, kärnmjölk, schalottenlök, sås, citronskal och persilja ska mosas. Efter att ha gjort purén, krydda den efter önskemål och tillsätt eventuellt salt och peppar efter smak. Ta nu en annan skål och släpp ner isbergsskivorna i äggmimosaskålen, så att äggmimosan färgar de hårdkokta äggen genom silen. Häll nu majonnäspurén över skålen med skivorna och mimosan och blanda sedan väl. Servera salladen genom att breda färskt bacon över den.

Att tycka om!!

Spansk pimiento sallad

Ingredienser

3 vårlökar

4-5 oliver

2 Pimientos

2 skedar. Sherryvinäger

1 huvud rökt paprika

1 chef för Romaine

1 näve mandel

En vitlöksklyfta

Brödskivor

metod

Vårlök grillas och hackas sedan i bitar. Ta nu en annan skål och tillsätt pimientos och oliver med mandel, rökt paprika, vinäger, roman och grillad och hackad vårlök. Blanda ingredienserna väl i en skål och ställ åt sidan. Nu grillas brödskivorna, och när de grillas, gnuggas vitlöksklyftor över dem, och sedan hälls pimientoblandningen över det bakade brödet.

Att tycka om!!

Mimosasallad

Ingredienser

2 ägg, hårdkokta

½ kopp smör

1 salladshuvud

Vinäger

Olivolja

Örter, hackade

metod

Ta en medelstor skål och blanda sallad, smör med vinäger, olivolja och hackade örter. Efter att ha blandat ingredienserna ordentligt i skålen, låt skålen stå en stund. Under tiden förbereder du mimosan. För att förbereda mimosan, skala först de hårdkokta äggen, sila sedan de hårdkokta äggen med hjälp av ett durkslag, och äggmimosan är klar. Skeda nu denna äggmimosa över en skål med sallad, innan du serverar den läckra mimosasalladen.

Att tycka om!!

Klassisk Waldorf

Ingredienser

1/2 kopp majonnäs

2-3 matskedar. Gräddfil

2 gräslök

2-3 matskedar. Persilja

1 citronskal och saft

Socker

2 äpplen, hackade

1 stjälkselleri, hackad

Valnötter

metod

Ta en skål och vispa majonnäs, gräddfil med gräslök, citronskal och -saft, persilja, peppar och socker. När ingredienserna i skålen är ordentligt blandade, ställ den åt sidan. Ta nu en annan skål och lägg i äpplena, hackad selleri och valnötter. Ta nu majonnäsblandningen och blanda den med äpplena och sellerin. Blanda alla ingredienser väl, ställ skålen åt sidan och servera salladen.

Att tycka om!!